A

M. LÉON VIOT

A

M. ALFRED DE LA GERMONIÈRE

Hommage de respectueuse reconnaissance

RECHERCHES

SUR

LE MAL DE GORGE

———

LETTRES

A M. LE DOCTEUR BROCHIN

Rédacteur en chef de la *Gazette des Hôpitaux*

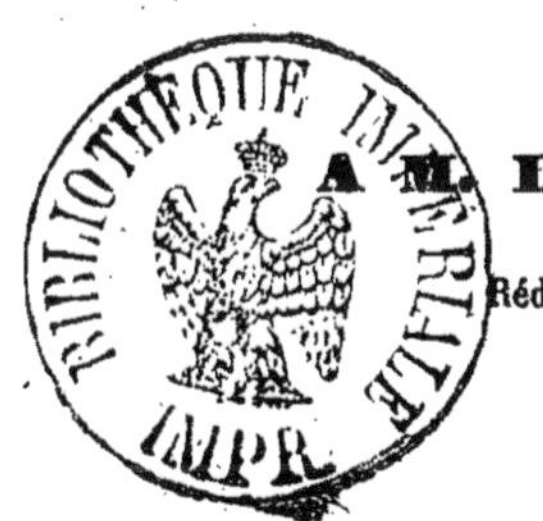

Par M. Victor BESNARD

Médecin de l'Hôpital de Joué-lès-Tours

TOURS

IMPRIMERIE LADEVÈZE

1861

RECHERCHES

SUR

LE MAL DE GORGE

LETTRES

A M. LE DOCTEUR BROCHIN,

Rédacteur en chef de la *Gazette des Hôpitaux*.

Première Lettre.

Monsieur le Rédacteur,

J'ai l'honneur de vous adresser deux observations succintes de croup, que j'ai faites au cours d'une épidémie de Diphthérite, qui a surgi brusquement dans ma localité.

Vous remarquerez Monsieur, que dans les cas dont il s'agit, l'affection siégeant dans le pharynx avait complétement disparu pendant 2 et 3 jours, et qu'ensuite, elle a reparu brusquement, non pas seulement dans le pharynx, mais dans le larynx et la trachée, et qu'en 12 heures, elle a marché avec une telle rapidité, que du matin au soir l'asphyxie devenait imminente.

Cette remarque n'est point isolée. Dans tous les cas, au nombre de 16, qui se sont produits pendant l'épidémie que j'ai été à même d'observer, et dans lesquels les fausses membranes n'ont point gagné le larynx, l'affection a eu la même marche, lente, saccadée pour ainsi dire, et qu'après un temps d'arrêt plus ou moins long, les fausses membranes reparaissaient avec la même rapidité qu'au début.

La médication que j'ai employée dans tous les cas a toujours été très-simple.

Les cautérisations avec le crayon et la solution de nitrate d'argent, répétées jusqu'à 6 ou 10 fois en 24 heures, m'ont toujours paru remplir l'indication et arrêter, à son début, la marche envahissante de l'angine couenneuse.

Dans deux cas seulement j'ai essayé des vomitifs ; ces moyens n'ont réussi qu'à rendre les malades plus malades encore, et n'ont amené l'expulsion d'aucun fragment de fausses membranes. Les cautérisations avec le crayon d'abord, et la solution de nitrate d'argent ensuite, ont seules paru produire ce résultat.

Observations sur deux cas de croup, guéris par la Trachéotomie.

PREMIÈRE OBSERVATION.

Honorine Trosseau, 7 ans, contitution lymphatique, affaiblie par une diarrhée cholériforme, datant à peine de deux mois.

24 novembre 1854. Légère rougeur du pharynx, difficulté dans la déglutition, gargarisme emollient.

25 et 26. Même état.

27. La petite malade mange un peu mieux, cependant, quelques points blancs apparaissent dans le pharynx.

28. Cautérisation avec la crayon et avec une éponge imbibée d'une solution au quart de nitrate d'argent.

29. Les quelques points blancs ont disparu.

30, 3 heures après-midi: Le pharynx est complétement tapissé par des plaques qui doivent aussi exister dans le larynx. Dyspnée qui va en augmentant. Toux croupale. Cautérisation.

6 heures du soir. Les fausses membranes expulsées du pharynx par suite des cautérisations n'ont point reparu ; mais le larynx est toujours affecté. Cautérisation.

10 heures du soir, avec M. Crozat (de Tours), nouvelles cautérisations.

1er décembre, 5 heures du matin. Nuit assez calme ; fausses membranes expulsées par la toux qui est toujours croupale. Cautérisation.

10 heures du matin. Nouvelle cautérisation.

1 heure après-midi. Les symptômes morbides augmentent. Nouvelle cautérisation. Expulsion de fausses membranes. Rien au pharynx. Tout est dans le larynx.

2, 3. Etat très-satisfaisant. Expulsion de crachats, parmi lesquels une grande quantité de filets membraneux. Le larynx parait tout à fait libre.

4 septembre, 3 heures du matin. Symptômes alarmants. Tout est dans le larynx. Cautérisation.

8 heures du matin. Les symptômes effrayants qui ont commencé cette nuit, deviennent de plus en plus alarmants : ainsi la toux et la voix offrent ce timbre particulier aux affections croupales. L'inspiration et l'expiration ne se font plus que par saccades brusques et violentes, la face est bleuâtre, livide, les yeux hagards, éteints, les jugulaires gonflées, l'agitation extrême, délirante, alternant avec un coma et une prostration qui ne laissent plus d'espoir que dans une opération, dont le succès, en pareil cas, est toujours douteux.

10 heures du soir. Consultation avec MM. Thomas et Crozat (de Tours). Opération.

L'opération terminée, on ramone le larynx et la trachée avec une éponge imbibée de la solution de nitrate d'argent. On place dans la plaie une canule bivalve. Cette canule est enlevée plusieurs fois par jour et nettoyée. L'écouvillonnement pratiqué quand la canule est enlevée, provoque chaque fois l'expulsion de filets membraneux.

Du 4 au 17. Toute trace de fausses membranes a disparu. La

cicatrisation de la plaie se fait avec beaucoup de rapidité et très-régulièrement. On agite même la question de savoir si on doit supprimer la canule ; mais, sous l'influence du froid qui surgit brusquement, la petite malade est prise tout-à-coup de bronchite intense, qui oblige de tenir béante, 6 semaines encore, l'ouverture trachéale. Enfin, la scène morbide qui se passe du côté des organes thoraciques, s'améliore lentement ; la canule est enlevée, la plaie cicatrisée ; et la malade, libre de de tout accident du côté des bronches, peut reprendre avec ses camarades, ses jeux et ses travaux.

DEUXIÈME OBSERVATION.

Eugénie Anguille, 5 ans, constitution forte, pléthorique. Bonnes conditions.

5 janvier 1855. Mal à la gorge. Rougeur du pharynx, quelques petits points blancs presque imperceptibles. Mixture avec alun et miel rosat.

6 au matin. Plaques diphthéritiques, point de toux croupale. Cautérisation avec le crayon et la solution concentrée de nitrate d'argent. Fausses membranes expulsées. Dans la nuit, la toux parait s'altérer. Rien encore d'inquiétant. Cautérisation.

7 au matin. La toux n'a plus le caractère alarmant qu'elle avait cette nuit. Point de selles. Calomel, 0,25.

Le soir. Cautérisation. Rien d'inquiétant.

8. Mieux. Cautérisation.

9. Bien. Légére bronchite. Toux, crachats muqueux. Kermès, 1,00 en 20 pilules.

10. Bien.

11. Fausses membranes dans le pharynx. Nouvelle cautérisation.

12. Par suite des cautérisations, expulsion de fausses membranes. Toux, crachats.

13, 6 heures. L'état général est meilleur, la voix revient, la toux a son timbre normal. Point de cautérisation.

13, 9 heures du matin, — 11 heures du matin, — 2 heures après-midi. — Du matin au soir, les plaques diphthéritiques envahissent successivement le pharynx, le larynx et la trachée: ainsi, la raucité de la toux, l'aphonie, la lividité de la face coïncidant avec la suffocation, le gonflement des jugulaires, la petitesse du pouls, le coma, la prostration, tout en un mot dans l'état de la malade, fait que les parents reconnaissent d'eux-mêmes que l'asphyxie est imminente et que l'opération seule offre encore quelques chances de salut.

13, 11 heures du soir. Consultation avec MM. Thomas et Duclos (de Tours). Opération.

L'opération terminée, comme dans l'observation précédente, on ramone le larynx et la trachée; une canule bivalve est placée dans la plaie; la canule est enlevée et replacée plusieurs fois par jour, et chaque jour, l'écouvillonnement provoque l'expulsion de fragments de fausses membranes, soit par la bouche, soit par l'ouverture trachéale.

Le 18me jour de l'opération, la canule est enlevée définitivement, la plaie cicatrisée; la voix revient, et la malade est complétement guérie.

Deuxième Lettre.

Monsieur le Rédacteur,

Dans le but de venir en aide à la Trachéotomie (1), qui du

(1) La Trachéotomie était alors (décembre 1858), violemment attaquée par ceux qui s'étaient faits les défenseurs d'un moyen nouveau, curatif du croup, le tubage de la Glotte.

resté, se défendra bien sans moi, je prends la liberté de vous rappeler que, dans le courant des années 1854 et 55, les Docteurs Thomas, Crozat et Duclos (de Tours), ont fait, à ma réquisition, deux Trachéotomies qui ont toutes deux réussi. Ces deux faits ont été relatés dans votre journal, année 1855.

La discussion de l'académie de médecine a pour moi un très-grand intérêt, car, j'avais alors et j'ai encore aujourd'hui la conviction que, sans l'opération pratiquée au moment opportun, j'aurais eu la douleur de perdre mes malades. — Cette conviction est pour moi si forte, que je n'hésiterais pas, en pareille occurence à agir de même, sauf à encourir le blâme, sincère je le crois, de ceux qui attaquent la Trachéotomie.

En attendant, si l'opinion d'un pauvre praticien de village, pouvait être de quelque poids dans la discussion, je dirais, pour me résumer, qu'il en sera du tubage ce qui est advenu en pareil cas de la solution de bi-carbonate de soude et des potions au chlorate de potasse : L'oubli.

Ces attaques intempestives auront pour résultat de populariser une opération que les praticiens n'osaient pas jusqu'à ce jour, tenter assez souvent, et surtout à temps opportun.

Troisième Lettre.

—

MONSIEUR LE RÉDACTEUR,

J'ai l'honneur de vous adresser ci-jointe une observation de Diphthérie, dont j'ai été à même de suivre toutes les phases, depuis le jour de l'invasion, jusqu'à la guérison complète.

OBSERVATION.

Madame B..., 30 ans, lymphatique, fermière, bonnes conditions sociales.

26 juillet 1860. Abattement général, pouls lent, langue sale, tuméfaction des ganglions sous maxillaires, des amygdales, de la luette. Rougeur du pharynx. — Purgatif, gargarisme astringent.

27 et 28. Même état. Gargarisme.

29. Amélioration notable, cessation des visites et du traitement.

4 août. Mêmes symptômes que ceux observés le 26 juillet. De plus, fausses membranes sur la luette, les amygdales, les piliers, sans aucun des signes qui indiquent qu'elles siégent dans le larynx. Cautérisations fréquentes avec la solution concentrée de nitrate d'argent.

Les 5, 6 et 7. Sous l'influence des cautérisations, les fausses membranes disparaissent, mais l'état général est loin de s'amender : alimentation tonique, bonne hygiène et de plus fer et quinquina, dont la malade ne fait usage pour la première fois que le 15 août.

19 août. Mieux sensible; la malade se dit guérie, — elle se croit capable de reprendre ses occupations.

5 septembre. Aphonie complète, difficulté extrême de la déglutition, boursoufflement considérable de la muqueuse pharyngée et surtout de la muqueuse nasale. Malgré les plus grandes investigations, on ne peut noter aucun symptôme de paralysie des yeux, de la vessie, ni des extrémités. — Peu ou point de fièvre.

Croyant inutile de faire de nouvelles cautérisations et, pour faire passer les toniques, mixture anodine pour le pharynx; vési catoire à la nuque, léger purgatif.

L'aphonie dure de 3 à 4 jours; elle est remplacée par un nasonnement des plus pénibles, et avec tout autant de difficulté dans la déglutition.

13 septembre. Consultation. En réponse à la note détaillée que je lui faisais communiquer à ce sujet, par la malade elle-même, M. le docteur Duclos (de Tours), me répondait :

« Voici en effet une paralysie Diphthérique. La modification
« si spéciale de la voix, la difficulté ou à dire plus vrai, la
« presqu'impossibilité de la déglutition, le reflux des liquides
« par les fosses nasales, tous les symptômes concomitants si
« caractéristiques que vous avez remarqués et que je constate,
« ne laissent à cet égard aucune incertitude.

« Bretonneau avait entrevu cette étrange maladie : Trous-
« seau l'a admirablement signalée et décrite : Maingault vient
« d'en faire l'objet d'une bonne monographie. Pour moi, plus
« je l'observe, plus je demeure convaincu que la paralysie est
« ici l'effet, non de la lésion locale qui *manque quelquefois,*
« mais de l'intoxication générale. Ce n'est point impunément
« que l'économie s'imbibe de virus diphthérique. L'étude
« de quelques autres intoxications, soit miasmatiques, soit
« virulentes, jette d'ailleurs un grand jour sur ce point de pa-
« thogénie.

« Que faire ici?

« Il me semble que nous avons deux indications thérapeuti-
« ques à nous proposer.

« La première serait de modifier cette constitution si profon-
« dément détériorée sous l'influence diphthérique. La seconde,
« de ramener dans les points paralysés, avec plus de tonicité
« dans les tissus, plus de contractibilité dans les muscles.

« Pour satisfaire à la première indication, que penseriez-
« vous du quinquina, le tonique et l'antiseptique par excellence,
« des préparations ferrugineuses, de l'huile de foie de morue
« et d'un régime spécial?

« Ne croyez vous pas qu'on remplirait la seconde, en portant
« sur le voile du palais et dans le pharynx avec une fine éponge,
« une solution nitrique d'argent faiblement titrée. Visiblement,

« il ne s'agirait pas ici d'une cautérisation qui n'a pas de raison
« d'être, mais d'une stimulation ; et aucun moyen ne me parait
« pour ce but spécial, plus efficace que le nitrate d'argent.

« Tout cela, fait avec art, bien entendu, et subordonné aux
« modifications que peuvent exiger tous les incidents d'une
« aussi longue maladie.

« J'ai la croyance que votre malade guérira, mon cher con-
« frère. Elle le devra à vos bons soins et à l'art avec lequel
« vous conduirez la médication, et aussi, au temps qui est bien
« notre aide, quand il n'est pas notre maître. »

Du 14 au 30 septembre. Cautérisations journalières du bour-
souflement muqueux qui finit par disparaître en laissant toujours du nasonnement, qui disparaît lui-même au bout d'une
dizaine de jours.

Mais dans cette dernière période, la malade se plaint de fourmillement aux extrémités, de fatigue dans les membres, de
perte d'appétit ; marche vacillante, frigidité absolue. La vision
n'est pas altérée. Régime et médication toniques.

2 octobre. L'amélioration est sensible. L'appétit revient, la
malade reprend peu à peu ses travaux, mais elle se plaint toujours du froid, de la fatigue des membres et de fourmillement
dans les extrêmités.

5 novembre. Guérison à peu près complète.

Cette observation n'est que la reproduction fidèle de cinq
autres faits de même nature, qui se sont produits avec plus ou
moins de gravité dans la commune que j'habite : — cinq dans
deux maisons faisant partie de la même ferme, située dans
l'endroit peut-être le plus salubre de la commune, et le sixième,
dans une maison, sur les bords du Cher, présentant d'ailleurs,
comme la ferme dont il s'agit, toutes les garanties possibles de
salubrité.

Si donc, rien ne peut nous autoriser à admettre, comme
causes de la diphthérie, aucune de celles énumérées par les
auteurs, nous serons bien forcés néanmoins, de reconnaître sa
nature essentiellement épidémique.

Les six faits observés par nous ne laissent pas de doute à cet égard. La maladie ayant débuté par la femme faisant l'objet de l'observation sus relatée ; le fils de cette femme, enfant de cinq ans, fut atteint presqu'en même temps que sa mère, et emporté au 17ᵐᵉ jour, après avoir présenté, outre les symptômes de l'observation maternelle, une paralysie de la vessie qui a précédé la mort de quelques jours.

En même temps, la maladie sévissait dans la maison voisine, sur la mère et deux jeunes enfants, qui tous les trois, par suite de voisinage et de parenté, étaient continuellement en rapport avec les deux premiers malades, si gravement atteints.

Reste à la vérité, notre sixième malade, dont l'habitation était à environ 2 kilomètres des cinq autres, et qui n'avait jamais eu avec eux aucune relation ; mais ici, l'exception vient à l'appui de notre dire, parce que de nos six malades, ce dernier (sujet de 50 ans, placé dans d'excellentes conditions sociales), a été très-légèrement frappé. L'épidémie ayant brusquement cessé, j'en suis resté là de mes observations.

Je ne crois pas m'étendre trop longuement sur la recherche des causes d'une affection si redoutable, car au point de vue du pronostic, en éliminant de ces six faits, deux qui ont présenté peu de gravité, un, parmi les quatre autres, s'est terminé par la mort, et la guérison pour les trois derniers, n'a été obtenue qu'après un temps qui a varié de 2 à 4 mois.

Mais, surtout et avant tout, c'est vers la Thérapeutique que doivent tendre toutes nos investigations pour combattre une affection si grave, qu'elle enlève un malade sur quatre et même sur trois. (Gazette des hopitaux du 29 septembre 1860, n° 105).

En effet, j'ai déjà eu l'occasion, il y a quelques années, d'être aux prises avec des cas de croup formidables, et dans ces cas, après la disparition des fausses membranes par suite des cautérisations, les malades recouvraient la santé la plus complète, après une convalescence de quelques jours. (Gazette des hopitaux 1855).

Mais ici, dans les quatre cas graves de Diphthérie que je viens d'observer, les fausses membranes, qui n'étaient qu'un des plus légers symptômes, disparaissaient bien encore très-vite par suite des cautérisations, mais la maladie n'en continuait pas moins sa marche ascendante, surtout chez les enfants.

Néanmoins, les cautérisations vigoureuses et répétées, aidées de la médication tonique : quinquina, fer, vin de malaga et d'une bonne hygiène, m'ont toujours paru avoir un bon résultat chez les adultes ; — résultat que je n'ai pas été assez heureux pour constater chez les enfants et que j'attribue à la répugnance des petits malades, pour toute médication, quelque peu désagréable qu'elle soit.

Et à propos de l'ablation des amygdales, je me suis souvent demandé, au milieu des perplexités que me causait l'observation d'une épidémie qui prenait des allures si graves, quel bénéfice on peut retirer de ce procédé, quand, comme chez l'enfant qui a succombé au 17me jour, j'ai été à même de voir les fausses membranes envahir à la fois, et non pas successivement, les amygdales, les piliers, la luette, une bonne partie des gencives et du voile du palais.

Assurément à mon avis, ce fait bien observé est une très-sérieuse objection aux partisans de la section des amygdales. Peut-être, dans les cas légers où cette section est pratiquée, se laisse-t-on abuser par un résultat que l'on eût certainement obtenu avec la cautérisation ?

De tout ce qui précède, nous croyons pouvoir tirer les conclusions suivantes :

La nature essentiellement épidémique de la diphthérie ;

Sa gravité quand au pronostic ;

Et au point de vue de la Thérapeutique, le bon résultat que l'art est en droit d'attendre des cautérisations et applications topiques pour combattre les manifestations locales, puis des toniques et antiseptiques, comme agents modificateurs de l'économie ;

Et enfin, à douter que l'on puisse retirer le moindre bénéfice de l'ablation des amygdales, par la raison, selon nous, que le sujet est depuis un temps plus ou moins long sous l'influence de l'empoisonnement Diphthérique, quand les manifestations locales se produisent à là fois, et non pas successivement dans toute, ou presque toute la cavité buccale.

Quatrième Lettre.

—

MONSIEUR LE RÉDACTEUR,

Il y a six semaines environ, j'ai été à même de voir un malade qui se plaignait de courbature, de malaise, de frissons, et qui ne présentait à l'observation qu'une hypertrophie assez considérable des ganglions cervicaux, et une certaine rougeur du pharynx. Après trois ou quatre jours de diète, de repos, l'emploi d'un purgatif, de tisanes émollientes et trois ou quatre bains de pieds, le malade reprenait ses travaux et ne se plaignait de rien qui eût rapport à l'indisposition qu'il venait d'éprouver.

Pendant ces six semaines, j'ai été à même de voir souvent ce malade, et jamais, après les examens les plus minutieux, je n'ai pu apercevoir ni à la gorge, ni ailleurs, aucune trace de fausses membranes, ni aucun des signes caractéristiques qui auraient pu faire supposer que ces productions morbides existaient dans le larynx.

Et cependant, ce malade m'arrive aujourd'hui avec une paralysie bien caractérisée du voile du palais, perte de la parole ; puis nasonnement, régurgitation, trouble de la vision, impossibilité de se mouvoir ; puis marche chancelante, frigidité absolue, fourmillement des extrémités, et rien encore aux membres thoraciques.

En présence de ces faits, je suis encore à me demander ce que je devais faire à ce malade lors de ma première visite, et quel bénéfice je pouvais retirer des vomitifs, des cautérisations et insuflations, ou de l'ablation des amygdales, puisque j'en suis certain, aucune production membraneuse n'a jamais existé.

Serait-ce là le cas de dire, la Diphthérie n'est plus ; ce mot n'a plus de sens ni de raison d'être appliqué à la maladie que beaucoup de médecins sont aujourd'hui à même d'observer ?

Cinquième Lettre.

MONSIEUR LE RÉDACTEUR ,

La Diphthérie n'a pas encore quitté ma localité. — Depuis ma dernière communication dont un extrait a été inséré dans la Gazette du 2 décembre dernier, j'ai été à même d'observer trois nouveaux cas de cette terrible affection, dont un s'est terminé fatalement au 9me jour, après trois jours de traitement. Je vous envoie ci-joint, de ces trois observations, un résumé aussi succint et aussi vrai que possible.

PREMIÈRE OBSERVATION.

GENTIL (André), 9 ans.

Mercredi 26 septembre 1860, 10 heures du matin. Fièvre,

langue couverte d'un enduit blanchâtre, épais, tuméfaction très-considérable de la luette, de l'amygdale gauche et des ganglions cervicaux du même côté. Le côté droit tout à fait indemne. L'amygdale gauche, les piliers du même côté, et une très grande partie du voile du palais sont couverts de productions membraneuses d'un aspect quelque peu sanguinolent. Haleine fétide, repoussante. Teint mat, plombé. Regard terne. Paralysie de la vessie datant déjà de 10 ou 12 heures. Intelligence intacte.

La maladie a débuté le vendredi 21, au soir, néanmoins, l'enfant a pu, jusqu'à ce jour, fréquenter l'école et se livrer à ses occupations habituelles.

Cautérisations, gargarisme, potion tonique, bouillon, tisane, repos, hygiène.

Jeudi 27. Même état. Nouvelles cautérisations. Peu ou point de fausses membranes. Tuméfaction aussi considérable.

Vendredi, 28 au matin. Aggravation de tous les symptômes. Le malade ne peut rien ingérer. Aucune trace de fausses membranes.

Même jour après-midi. La mort a lieu de 7 à 8 heures du soir.

DEUXIÈME OBSERVATION.

PLANTIN (Sylvain), 9 ans.

TROISIÈME OBSERVATION.

CHANTREAU (Eugène), 9 ans.

Nous réunissons ces deux faits sous un même paragraphe, parce qu'ils sont tellement identiques, que, décrits séparément, ils ne seraient que la reproduction l'un de l'autre.

Peu de fièvre, langue blanche, tuméfaction assez considérable des ganglions, de la luette, des piliers et des amygdales. Quelques points blanchâtres dont plusieurs réunis, formant comme des petits îlots, tapissent seulement les amygdales.

Ils n'offrent rien de particulier et sont en tout point semblables à ceux que l'on peut observer dans tous les cas de sécrétion exagérée de ces glandes.

Chez ces deux malades, le traitement a commencé le lendemain même du jour de l'apparition des plus légers symptômes qui pouvaient faire croire à l'invasion d'une maladie grave. Sous l'influence du traitement, du repos, d'une bonne hygiène, et en quelques jours seulement, la fièvre a cessé, les points blanchâtres ont complétement disparu, et les deux petits malades parfaitement guéri, jusqu'à ce jour du moins, et sans rien préjuger pour l'avenir.

Ce qui manque à la première de ces observations pour qu'elle soit complète, c'est la relation exacte des symptômes qui se sont produits pendant les six premiers jours de la maladie, car il reste à savoir si elle a débuté comme chez les enfants, objets des 2e et 3e observations, sans autre production morbide que les petits points blanchâtres siégeant sur les amygdales.

Ce que nous admettons très-volontiers, parce que nous ne considérons comme fausses membranes que les petites plaques, d'un blanc jaunâtre, d'un aspect lardacé, très-consistantes, insolubles, qui tapissent en plus ou moins grande quantité l'arrière cavité buccale, au lieu que ce que nous désignons chez le jeune Gentil, par productions membraneuses, faute d'une autre expression, ressemblait exactement à une bouillie très-épaisse, mélangée de détritus rougeâtres, d'une odeur fétide, n'ayant aucune consistance, s'enlevant très-facilement de son lieu d'élection et n'ayant d'ailleurs aucune tendance à se reproduire.

Tandis que dans les cas de vrai croup, les fausses membranes sont comme implantées sur les organes qu'elles tapissent, et ce n'est que par suite de cautérisations vigoureuses, de violents efforts de vomissements, qu'elles peuvent par fois être détachées et souvent pour se reproduire très-rapidement, semblables en tous points à celles disparues.

Au lieu qu'ici, il suffisait du plus léger frottement, d'un

simple gargarisme, pour nettoyer assez exactement toute l'arrière bouche, sans avoir à craindre la réapparition d'aucun de ces produits morbides.

Assurément sans le premier de ces trois faits, les deux autres ne présenteraient aucune importance, puisque tous deux disparaissent sans laisser aucune trace, et sans qu'on ait été à même, jusqu'à ce jour du moins, d'observer les symptômes de paralysie dont le sujet de ma deuxième lettre, relatée dans le numéro de la *Gazette* du 2 décembre dernier, n'est pas encore complètement guéri.

Peut-être serait on en droit, en présence de pareils faits, d'affirmer que si le jeune Gentil, sujet de notre première observation, eut été soumis le jour même de l'invasion du mal, au traitement qu'ont subi les deux autres malades, les enfants Plantin et Chantreau, on n'aurait pas eu à déplorer un aussi funeste résultat.

A vrai dire, sans la préoccupation constante d'être aux prises avec une diphthérie, et par suite de l'absence de fausses membranes bien caractérisées, on eut peut-être négligé les applications topiques, les cautérisations vigoureuses, le repos, les toniques, et enfin, tous les autres moyens que la Thérapeutique met en notre pouvoir, moyens que, assurément nous ne voyons pas toujours réussir, mais qui, dans les deux cas particuliers dont il s'agit, n'ont pas été sans influence sur la terminaison favorable de la maladie.

Et par maladie, nous n'entendons pas seulement ces quelques productions membraneuses qui ne sont pour rien dans le résultat fatal, mais bien un virus particulier, épidémique ou autre, dont le spécifique est encore à trouver. — Nous disons épidémique, parce que nous attachons une très-grande importance à cette expression, avec d'autant plus de raison, que les faits viennent se grouper comme d'eux-mêmes pour prouver cette importance.

Ainsi, dans ma deuxième lettre, insérée dans la *Gazette*, n° du 2 décembre dernier, jexpliquais que cinq des faits qu'elle relatait s'étaient produits dans une même ferme, dite des Bercelleries, et dans ma troisième lettre, insérée dans le même numéro, — J'oubliais de vous dire que le sujet qui en était l'objet, était garçon laboureur dans la même ferme.

De plus pour ne rien omettre, je dois vous dire aujourd'hui, toujours à propos de la nature épidémique de la Diphthérie, que des trois enfants, sujets des observations qui précèdent, un, l'enfant Gentil, sujet de la première observation, habitait une maison située à 150 mètres seulement de ladite ferme;

Que les habitations des deux autres en sont situées à une distance variant de 2 à 3 kilomètres;

Enfin, que le malade le plus voisin du foyer d'infection est mort, paralysé de la vessie depuis 2 à 3 jours, fait qu'il a présenté de commun avec l'enfant mort aux Bercelleries, et que les deux autres ont guéri.

De tout ce qui précède, nous croyons devoir conclure :

Que la Diphthérie est une maladie essentiellement épidémique et même contagieuse, mais sans avoir par devers nous, aucun cas bien concluant de contagion directe;

Que d'après nos moyens d'investigations, il est très-difficile, si non impossible, de porter au début un diagnostic certain et le pronostic qui en est la conséquence;

Que la paralysie dite Diphthéritique, peut exister au larynx ou sur tout autre point de l'économie, avant l'emploi d'aucun moyen thérapeutique;

Que l'affection morbide désignée aujourd'hui dans la science sous le nom de Diphthérie, est tellement compliquée, tellement variée,

Que dans certains cas, on a affaire à un croup bien-caractérisé; dans d'autres à une angine avec productions membraneuses, sans paralysie, ou bien à une angine sans fausses membranes avec paralysie; et dans d'autres enfin, à un état pathologique qui revêt tous ces caractères à la fois.

Sixième Lettre.

MONSIEUR LE RÉDACTEUR,

La Diphthérie sévit encore dans ma localité. Cette maladie se présente avec des symptômes si alarmants, elle suit une marche si insidieuse, elle est si peu semblable à elle-même, que j'ai noté avec soin les faits que j'ai eu l'occasion d'observer depuis ceux faisant l'objet de la revue du 1er mars dernier.

1re OBSERVATION. — Hippolyte B...., 14 mois, Lymphatique, ferme des Bercelleries.

10 février, malade de la veille. A première vue, la pâleur de la face, l'hypertrophie des amygdales et des gaglions cervicaux, dénotent la Diphthérie. Rougeur et tuméfaction de la luette, des piliers et de l'arrière bouche. Amygdales recouvertes de véritables fausses membranes d'un aspect lardacé, jaunâtres, très-adhérentes, épaisses, résistantes, insolubles se reproduisant rapidement.

Cautérisation avec le crayon de nitrate d'argent, gargarisme astringent, potion tonique, hygiène.

11, 12, 13, 14, deux cautérisations par jour, gargarisme. On insite sur les toniques et l'hygiène.

15 au matin. La tuméfaction des amygdales et des ganglions cervicaux augmente; les fausses membranes malgré les cautérisations se reproduisent très-rapidement et sur une plus grande étendue; teint mat, plombé. Un peu de paralysie dans la vessie; rien au larynx. Deux vésicatoires aux mollets, mis à la prière des parents, se couvrent de fausses membranes. Consultation avec M. Duclos (de Tours).

16, 17, 18. Les cautérisations sont continuées plus vigoureuses et plus répétées que les premiers jours. Toniques, hygiène. La paralysie de la vessie n'a pas continué.

19, 20, 21. Les symptômes vont en s'amendant et la convalescence arrive, sans aucun accident, jusqu'à ce jour du moins.

« J'insite sur ce fait, parce qu'il est le septième qui se pro-
« duit et que j'observe, avec M. le docteur Duclos (de Tours),
« dans la même ferme dite des Bercelleries ;

« Que le frère du petit Hippolyte B... est mort de la diphthé-
« rie, après 14 jours de traitement ;

« Que sa mère et le garçon laboureur de la ferme ont été
« paralysés de 2 à 3 mois, par suite de cette maladie ;

« Enfin, que des dix personnes habitant cette ferme, trois
« seulement n'ont rien éprouvé. »

2e Observation. — Marie F..., 9 ans, lymphatique, village du Breuil-Joué.

30 mars. Malade depuis 6 jours, sans garder le lit, mais n'ayant point depuis ce temps, fréquenté l'école.

Peu ou point de fièvre, langue sale, tuméfaction considérable des ganglions cervicaux, des amygdales, de la luette, des piliers fausse membrane grande comme un 1/2 cent. sur l'amygdale droite ; teint mat, plombé, regard terne, haleine d'une odeur fétide, nasonnement, paralysie du voile du palais datant déjà de quelques jours.

Point de cautérisation ni d'applications topiques. Toniques, alimentation, hygiène, repos.

31, même état. Le produit morbide siégeant sur l'amygdale droite, et que j'appelle fausse membrane, faute d'une autre expression, détachée hier avec le manche d'une cuiller, ne s'est pas reproduit. Même traitement.

1, 2, 3, 4 et 5 avril. Même état, mais l'amélioration se fait sentir et la paralysie du voile du palais diminue..

« Ce fait présente ceci de remarquable qu'il est en tout point
« identique, à la gravité près, à celui faisant le sujet de la
« première observation, relatée dans la Gazette, numéro
« du 1er mars dernier ;

« Que bien qu'il n'ait présenté sur l'amygdale droite, qu'un
« produit blanchâtre sans valeur, au point de vue du diagnostic
« et du pronostic, la position de Marie F... a été aussi anxieuse
« que celle du petit Hippolyte B..., avec ses véritables fausses
« membranes ;

« Que le produit morbide en question ne peut-être confondu
« avec une fausse membrane, par la raison toute simple qu'il
« n'en présente aucun des caractères spécifiques, énumérés plus
« haut ;

« Et enfin, qu'il prouve jusqu'à l'évidence, comme tous les
« faits indentiques, que la cautérisation et les applications topi-
« ques sont, dans ces cas, d'une mince valeur thérapeutique.

3ᵉ OBSERVATION. — Mˡˡᵉ Anne B..., lymphatique. Joué.

16 février. La maladie a débuté hier, 15, par un refroidissement subit ; puis fièvre ; langue blanche, rougeur et tuméfaction des amygdales, de la luette et des piliers. Point de
fausses membranes ni rien qui ressemble à ces produits morbides.

Applications topiques d'alun, gargarisme astringent, purgatif.

17, 18. Les symptômes s'amendent rapidement. La malade
reprend ses travaux.

« C'est seulement vers le 15 mars, un mois après l'invasion
« de la maladie, qu'elle se plaint de douleurs dans les bras et
« surtout dans les jambes à tel point, qu'il lui semble dit-elle
« marcher sur des épines. — Titubation, gonflement assez con-
« sidérable des pieds.

« Vers le 20 mars, elle cesse complétement tout travail, et
« sous l'influence du repos, des ferrugineux, des toniques, sa
« position s'améliore assez pour qu'elle puisse espérer reprendre
« bientôt ses occupations.

4ᵉ OBSERVATION. — Michel D...

Lymphatique, 14 ans, ferme du mauvais-Chemin. Joué.

2 avril. Malade depuis deux jours par suite de refroidisse-

ment subit. Tuméfaction des amygdales et des organes environ-
nants. Point de fausses membranes. Paralysie du voile du
palais. Un peu de nasonnement.

Applications topiques, gargarismes, toniques, hygiène, repos.
Guérison complète en 3 ou 4 jours, mais sans rien préjuger pour
l'avenir.

« Ces deux faits ont été suivi de paralysie, et aucun d'eux
« n'a présenté de fausses membranes, car nous n'admettons
« pas que quelques applications d'alun, sur la gorge malade,
« aient pu empêcher ces produits morbides de se développer.

« Et de plus, rien ne prouve que dans quelques jours, le
« le jeune Michel D... ne sera pas pris des accidents ultérieurs
« qui existent encore aujourd'hui chez Mlle Anne B...., et que
« nous avons déjà été à même d'observer dans un cas grave.
« (Gazette des hopitaux, 2 décembre 1860).

Je neglige de vous entretenir de 10 ou 12 faits de Diphthérie
que j'ai été à même d'observer pendant le laps de temps ci-
dessus indiqué, par la raison toute simple que ces faits se sont
tous produits : quelques-uns avec de véritables fausses membranes, d'autres avec quelques points blanchâtres sur les
amygdales plus ou moins tuméfiées, et les autres enfin, sans
aucun de ces produits morbides ; et de plus, qu'ils ont tous
guéri après une durée de 3 à 10 jours, sans être suivis, du
moins jusqu'à présent, de ces accidents de paralysie, dont la
Gazette a déja eu maintes fois l'occasion d'entretenir ses
lecteurs.

Avant de tirer aucune conclusion des faits qui précèdent, je
crois devoir reproduire la relation d'une épidémie rapportée
dans le journal de Vendermonde, tome 9 (octobre 1759).

« Depuis le mois de juillet jusqu'au mois de novembre 1751,
« notre canton a été sujet à une épidémie qui attaquait tous les
« enfants, depuis l'âge de 2 à 3 ans, jusqu'à l'âge de 12 à 13 ans,
« *dont ils sont morts*. La maladie s'y annonçait par une espèce
« d'esquinancie, et le mal de gorge augmentant, avec difficulté

« d'avaler, la luette, la voûte du palais et toutes les parties
« circonvoisines se tuméfiaient, ce qui enfin, suffoquait les
« malades. Sitôt que la respiration devenait difficile, et ne se
« faisait qu'en sifflant, et que les malades rejetaient par le nez
« leur boisson, c'était un signe certain d'une mort prochaine.

« Ceux d'entre ces malheureux qui en échappaient étaient,
« pendant six semaines, deux mois, à parler du nez ou à avoir
« la parotide gonflée ou la vue égarée.

« Il n'y eut point trois jeunes gens dans cet endroit qui n'eu-
« rent les pieds enflés et douloureux. »

Malgré ce que cette relation à d'incomplet, tout le monde y
reconnaîtra, sans aucun effort, la Diphthérie de nos jours, véri-
table Protée revêtant toutes les formes possibles, avec ou sans
fausses membranes, avec ou sans tuméfaction des ganglions
cervicaux, suivie ou non de paralysie, de nasonnement, [de
titubation, de gonflement des pieds, de courbature.

Et, ceci est certain, malgré le défectueux de la relation, cette
épidémie n'a pas sévi sans qu'il y ait eu lieu d'observer des cas
avec productions membraneuses, de même que d'autres ont dû
exister sans ces produits morbides.

De même aussi, dans l'épidémie qui sévit en ce moment dans
ma commune, et sans avoir à revenir sur des faits relatés anté-
rieurement, les sujets des quatre observations qui précèdent,
ont eu la Diphthérie : le premier avec fausses membranes et
paralysie de la vessie ; le deuxième, la Diphthérie avec un
produit morbide insignifiant sur l'amygdale droite, et la paralysie du voile du palais, avec nasonnement très-prononcé ; le
troisième et le quatrième enfin, le mal de gorge sans fausses
membranes suivi, chez le troisième, de gonflement des pieds,
titubation, et chez le quatrième, de paralysie du voile du palais
avec un peu de nasonnement.

Tandis que les 10 ou 12 faits groupés sous un même paragraphe ont été des cas de Diphthérie, avec ou sans fausses
membranes, mais sans paralysie.

De tout ce qui précède, nous croyons devoir conclure :

Que l'ensemble de symptômes morbides décrits aujourd'hui sous le nom de Diphthérie, constitue une maladie connue de toute antiquité ;

Que cette maladie est de nature épidémique et même contagieuse ;

Qu'elle n'est pas seulement une maladie locale, mais bien le résultat d'un empoisonnement général ;

Que les différentes formes qu'elle affecte depuis quelques années se sont déjà produites, mais probablement à des époques plus ou moins éloignées ;

Qu'au début, il n'y a aucune certitude dans le diagnostic ni dans le pronostic ;

Que les manifestations locales membraniformes ne présentent aucun danger quand elles ne siégent point au larynx, et que leur apparition, en grande quantité, ailleurs que sur cet organe, n'est pas toujours un signe de terminaison funeste, et même de la gravité de la maladie ;

Qu'il existe ou non des fausses membranes, les manifestations premières de la maladie se produisent toujours à la gorge ;

Que la cautérisation paraît être le premier moyen thérapeutique à lui opposer dans les cas avec productions membraneuses et, dans tous les cas, les toniques sous toutes les formes ;

Que la pellicule blanchâtre qui recouvre les parties avoisinant, celles cautérisées avec le nitrate d'argent, n'est que l'effet de la dissolution de ce sel par le produit de sécrétion des muqueuses, pellicule qui d'ailleurs disparait complétement au bout de quelques heures, par l'effet du plus simple gargarisme.

Ainsi donc, pour nous résumer, nous affirmons de nouveau, parce que nous croyons nos observations, peu nombreuses il est vrai, empreintes du cachet de la plus grande véracité,

Ancienneté de la maladie,

Toujours mal de gorge,

Très-souvent fausses membranes,

Quelques fois paralysie,

Dans certains cas, tous ces états pathologiques à la fois.

Cause :

Première, inconnue ;

Occasionnelle, temps humide, refroidissement subit, tempérament lymphatique.

Diagnostic : Difficile.

Pronostic : Grave , très-grave quand la vessie est paralysée.

Traitement :

Médical, cautérisations dans certains cas, toniques toujours.

Prophylactique, aérer les habitations, sécher les appartements, combler les mares et les fossés pleins d'eaux croupissantes et de détritus de toutes sortes, entretenir en bon état les rues et les chemins. Voilà, Monsieur le Rédacteur, les conseils que je ne cesse de répéter dans mon village, à qui veut les entendre et, chose rare, que l'on suit quelques fois.

www.ingramcontent.com/pod-product-compliance
Ingram Content Group UK Ltd.
Pitfield, Milton Keynes, MK11 3LW, UK
UKHW020909140726
13695UKWH00006B/2417